AF319919

CONSEILS

AUX

GOUTTEUX.

Imprimerie et Fonderie de Félix LOCQUIN et Comp.
16, rue Notre-Dame-des-Victoires.

CONSEILS

AUX

GOUTTEUX;

PAR A. L. C. DU CAZAL,

Docteur en médecine de la faculté de Paris, chevalier de la
Légion-d'Honneur.

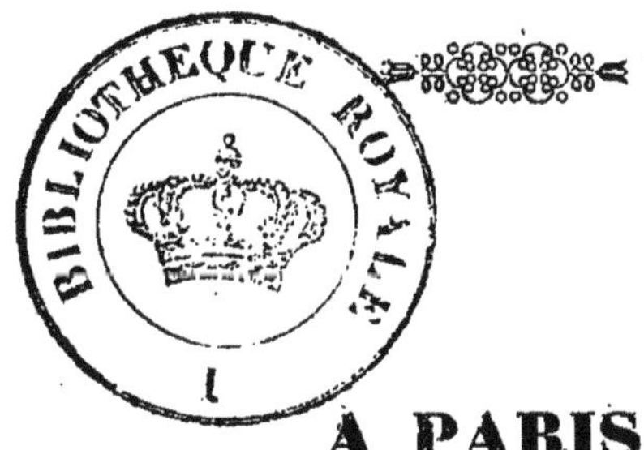

A PARIS,

CHEZ L'AUTEUR, 8, RUE VIVIENNE,

CHEZ BÉCHET JEUNE,

LIBRAIRE DE LA FACULTÉ DE MÉDECINE,
4, place de l'École de Médecine.

—

1838.

L'avis aux goutteux, imprimé en 1828, et dont je n'ai fait d'abord tirer que deux mille exemplaires, fut bientôt épuisé; j'en publie donc aujourd'hui une seconde édition pour satisfaire aux demandes réitérées qui me sont adressées depuis long-temps de Paris et de la province.

Cependant je ferai une observation

que primitivement je n'avais pas jugée nécessaire; elle est dans l'intérêt des malades, et la voici.

Beaucoup de personnes qui prennent ma médecine, en se soumettant au régime que je prescris, le font sans règles, sans méthode, et croient pouvoir se passer de l'avis d'un médecin; elles se trompent : le hasard seul les conduit, et très rarement le hasard conduit bien.

Une connaissance exacte des tempéramens, une étude approfondie de la goutte, un jugement délicat et exercé pour distinguer le genre et les complications de la maladie, etc., sont le qualités nécessaires à celui qui veut employer utilement le médicament que j'indique.

Le choix d'une température favorable pour la prise du remède, la dose à laquelle il faut le porter suivant les forces, l'âge, le sexe et les infirmités du malade, tout cela demande de la prudence et exige une grande habitude.

En conséquence, j'invite les goutteux à ne rien entreprendre sans préalablement consulter un médecin sage, qui les dirigera dans l'emploi d'un remède dont l'expérience a déjà constaté les bons effets.

En rendant ma méthode publique, on me l'a dit, je manque la fortune; mais l'honneur m'est plus cher encore, et ma plus douce récompense sera d'avoir mérité l'estime des hommes de bien et le plaisir d'avoir rendu service à l'humanité.

CONSEILS

AUX

GOUTTEUX.

INTRODUCTION.

Mon intention n'est pas de donner
ici une description détaillée de la
goutte et des maladies qui y ont rapport; mon but est seulement de faire
connaître les moyens de guérir cette
affection cruelle, qui n'épargne ni l'âge

ni le sexe. Cependant je dirai, mais le plus succinctement possible, 1° quelles sont les causes qui peuvent favoriser ou déterminer le développement de la goutte; 2° les symptômes qui la caractérisent; 3° les accidens auxquels elle peut donner lieu; 4° les maladies qui la simulent ou la compliquent; 5° enfin j'expliquerai la méthode curative que je lui oppose.

Incessamment je publierai sur le même sujet un ouvrage plus complet; aujourd'hui j'ai cru devoir donner à ce petit travail la forme et le caractère d'un simple avis adressé aux goutteux. Je suis donc loin de craindre aucune critique, ayant d'ailleurs assez de modestie pour n'y pas compter; mais je réclame de la justice des hommes sages et instruits qui me liront, d'attendre, pour me juger, les résultats de l'expérience.

L'observation fait le médecin : en effet, c'est en observant judicieusement qu'on affermit les connaissances acquises, et qu'on peut concevoir des idées nouvelles et justes. La médecine, depuis un demi-siècle, a fait des progrès immenses qu'elle ne doit qu'au goût de l'observation, à la patience avec laquelle des hommes laborieux ont recueilli des faits exacts, pour en tirer des conséquences rigoureuses. Le jugement le plus sain peut cependant errer quelquefois; mais pour ceux qui répandent sur nous des torrens de lumière, nous pouvons bien avoir un rayon d'indulgence.

Depuis long-temps je m'occupe du traitement de la goutte, et depuis long-temps aussi j'ai pu reconnaître les difficultés qu'oppose à nos moyens curatifs une maladie sujette à autant d'anomalies. Que d'opinions diverses parmi les auteurs! et combien d'avis différens n'ont-ils pas émis sur ce mal cruel!...

Beaucoup de médecins ont écrit sur

la goutte, et tous ont proposé des moyens de guérison : plusieurs ont vanté les purgatifs ; d'autres ont préconisé les sudorifiques, et chacun cite des observations à l'appui de son opinion. Poussé par le désir d'être utile, je cherchai avec ardeur le véritable remède : j'étudiai d'abord exactement la maladie, ses formes, ses aspects, ses différens degrés d'intensité ; je rapprochai avec soin les idées des auteurs ; j'examinai les modes de traitement indiqués, et je comparai enfin les résultats de chaque méthode.

Cette manière de procéder à la découverte de la vérité me donna bientôt la certitude que l'une ou l'autre méthode, heureuse quelquefois, ne pouvait cependant pas être regardée comme certaine dans tous les cas. Les purgatifs causaient souvent des inconvéniens très graves, en déplaçant la douleur; les sudorifiques seuls ne l'atteignaient pas.

J'imaginai alors de combiner et de joindre les deux médications, de faire l'administration de ce remède, convenablement préparé, dans les intervalles, parfois très longs, que laissent entre elles les attaques, et de surprendre ainsi l'ennemi pendant son sommeil. De cette façon, je crus qu'on pouvait éviter les accidens dont je viens de parler.

Quelques essais heureux m'encouragèrent : je redoublai d'attention et de zèle ; je régularisai la prise du remède ; j'en modifiai la composition ; je joignis un régime approprié, et j'eus enfin le bonheur de réussir...

Je m'aperçus d'abord que les attaques, primitivement très rapprochées, s'éloignaient peu à peu, et en même temps perdaient de leur intensité : elles devinrent tellement rares par la suite, que ce ne fut qu'à des distances considérables qu'on en éprouva encore quelque léger ressentiment ; enfin elles ne reparurent plus, et je pensai alors à publier ma méthode.

Voici ce que m'écrivait en 1830 le général P. de M., deux ans après la publication de ma première édition.

Monsieur le docteur,

En quittant Paris, vous m'avez témoigné le désir de recevoir des nouvelles de ma santé avant de partir pour l'expédition d'Afrique. Je vous ai promis de vous écrire et je le fais avec d'autant plus de plaisir que je compte vingt-un mois sans accès. Grace à vos précieux soins, je vais faire cette brillante campagne avec toute sécurité : jamais je ne devais m'attendre à un tel bonheur, après avoir eu trois accès de goutte par an , et Dieu sait les tourmens que j'ai éprouvés! Mais aussi, impossible de suivre plus sévèrement le régime que vous m'avez prescrit.

J'emporte une bonne provision de vos poudres, et la ferme résolution de continuer à suivre un régime très sobre et de me fâcher le moins possible; nos jeunes soldats et officiers sont si bien disposés, que j'espère bien qu'ils feront tous leur devoir et ne me feront point éprouver de contrariétés.

Veuillez me rappeler au bon souvenir de ce respectable M. La R., donnez-lui de mes nouvelles, et dites-lui que c'est à vous seul que je dois cet état de santé auquel je ne devais plus prétendre.

Recevez, mon cher docteur, l'assurance de mes sentimens de reconnaissance et d'affection.

Signé : le baron P. de M.

A mon quartier-général, à bord de l'Algésiras, le 19 mai 1830.

Maintenant disons quelques mots sur la goutte, ses causes, ses symptômes et ses accidens; ensuite je ferai connaître ma médecine, et la manière de l'administrer.

LA GOUTTE.

La goutte est une affection inflammatoire des articulations, laquelle, n'étant pas contrariée par des écarts de régime, des peines morales, ou par des médicamens donnés mal à propos, suit ordinairement une marche régulière : de là le nom qu'elle porte alors de goutte régulière. On la nomme irrégulière ou anomale en la considérant au contraire sous le rapport de son extrême mobilité et de sa facilité singulière à changer de siège en un instant. Elle est dite locale, lorsqu'elle n'attaque qu'une seule articulation, et générale quand elle les envahit presque toutes. Chacune de ces espèces de goutte peut être aiguë ou chronique.

Le printemps et l'automne sont les saisons pendant lesquelles la goutte se déclare de préférence ; les changemens brusques de température peuvent aussi l'occasionner : mais on admet encore au nombre des causes prédisposantes de la goutte, une nourriture animale trop succulente, l'abus des plaisirs amoureux et celui des liqueurs fermentées, la vie sédentaire ou trop d'application au travail du cabinet, la suppression des hémorrhoïdes fluantes, des évacuations excessives, etc.

Ordinairement la goutte se manifeste

vers le soir ou dans la nuit, et presque toujours, dans les premiers temps, elle s'empare de l'articulation du gros orteil; cependant elle peut également se porter d'abord à la tête, aux épaules, aux bras, au cou, à la partie antérieure ou latérale du thorax, à la hanche, aux genoux, au pied; ce qui peut dépendre de la variété des tempéramens, des lieux qu'habitent les malades, du genre de leurs occupations, etc.

En raison de la plus ou moins grande sensibilité des individus, la douleur aussi n'est pas toujours la même : chez les uns, elle est des plus vives, et marquée par des élancemens qui font pousser au malade des cris aigus; mais, chez les personnes d'un tempérament lymphatique, la douleur est obtuse, et fait éprouver un sentiment de stupeur et de pesanteur dans la partie. Bientôt survient un gonflement érysipélateux, qui ordinairement fait diminuer la vivacité du mal; en général, on remarque que ce gonflement, effort salutaire de la nature, est toujours dans des proportions inverses avec la douleur.

Cette douleur, qui peut néanmoins être légère et supportable pendant les premiers accès, qui de plus diminue au bout de vingt-quatre heures, et va toujours en s'affaiblissant jusqu'à la fin de l'attaque; cette douleur, dis-je, augmente au contraire d'intensité à mesure que la maladie devient plus ancienne.

Les accès, en se renouvelant, deviennent plus longs, plus fréquens..... un plus grand nombre d'articulations sont affectées ; enfin , si rien ne vient borner les progrès du mal, les articulations perdent peu à peu leur force, leur élasticité, souvent même la faculté de se mouvoir, et c'est alors que la goutte se nomme atonique.

Si la goutte est irrégulière , elle fait craindre les transitions subites, et c'est ainsi qu'on voit souvent les symptômes d'une affection interne des plus graves succéder à une douleur articulaire ordinairement peu intense, et à laquelle même on faisait à peine attention.

La goutte qui se fixe ainsi tout à coup sur les viscères fait courir au malade les plus grands dangers : à la tête, l'apoplexie ou la paralysie peuvent en être la suite; et les symptômes les plus alarmans ont également lieu, si elle porte son siège à l'estomac ou à la poitrine.

J'observe en passant que je regarde cette indisposition généralement connue sous le nom de migraine, comme une légère attaque de goutte irrégulière; j'ai toujours vu que les personnes sujettes à cette espèce de céphalalgie l'étaient également à des douleurs articulaires vagues.

Une erreur dangereuse, mais qui n'a pu être commise que par l'inexpérience ou l'inattention, a fait quelquefois prendre certaines affections névralgiques pour des douleurs goutteuses, et d'autres fois une véritable goutte pour des douleurs névralgiques... et cependant ces maladies ont certains caractères distinctifs et des symptômes particuliers que le médecin observateur ne confondra jamais.

La goutte, ce protée que je me suis habitué à reconnaître quelle que soit la forme qu'il prît, je l'ai vue dernièrement encore, sous l'aspect de la phthisie pulmonaire, tromper le médecin ordinaire; homme de mérite et de beaucoup de talent certainement, au point de lui faire regarder son malade comme perdu.

Néanmoins, rappelée aux articulations et alors les ayant envahis presque toutes, la goutte fit bientôt disparaître les symptômes de phthisie, et la maladie bien dirigée, le malade recouvra peu à peu une santé parfaite dont il jouit encore aujourd'hui.

Voilà en général les affections qui peuvent simuler la goutte. Quant aux maladies qui peuvent la compliquer, elles sont peu nombreuses, car ordinairement la douleur goutteuse est si forte qu'elle absorbe toute autre douleur. Pourtant j'ai vu la gravelle ou la pierre aggraver d'une manière horrible les souffrances des goutteux.

M'étendre davantage serait dépasser les limites que je me suis imposées dans cet opuscule; d'ailleurs, les détails dans lesquels je pourrais entrer n'intéresseraient que médiocrement les goutteux pour qui j'écris principalement : je passe donc au traitement.

Augmenter progressivement l'exercice d'un homme trop sédentaire, et conseiller la distraction au savant assidu; découvrir au voluptueux l'abîme qu'il creuse sous ses pas, et par vos conseils le ramener peu à peu à une existence plus sage et plus heureuse; diminuer avec prudence la nourriture d'un goutteux gastronome; voilà ce que doit faire le médécin. Brusquer les habitudes de son malade, c'est le tyranniser sans lui faire aucun bien; je dirai mieux encore, c'est lui faire beaucoup de mal: souvent ces réformes subites et intempestives ont d'une indisposition fait une maladie mortelle.

Les profonds physiologistes savent que les meilleures métho des thérapeutiques sont celles qui guérissent la maladie sans danger ultérieur pour les individus. Les accidens qui succèdent à des cures promptes sont un avertissement que les médecins et les malades ne doivent jamais oublier.

Eh! je le demande, quel est le goutteux raisonnable qui voudrait être guéri tout à coup d'un mal dont le principe est peut-être aussi ancien que lui-même? Quel est d'ailleurs le médecin qui oserait promettre un semblable miracle? Un homme, tourmenté par des attaques de goutte qui se renouvellent quatre, cinq fois par an, ne se trouvera-t-il pas heureux si, par mes soins et mes conseils, il voit, dès la première année, ses attaques se réduire à deux ou trois, et diminuer de force ainsi que de fréquence?

Voilà précisément ce qui arrive en faisant usage du traitement curatif et prophylactique que je propose. Non seulement les accès s'éloignent et peu à peu perdent de leur intensité, mais encore les articulations recouvrent leur élasticité, et, si le sujet est sain d'ailleurs, tout rentre bientôt dans un état de parfaite harmonie.

Le médicament que je propose, et dans la composition duquel il n'entre, comme on le verra, que des substances végétales purgatives et sudorifiques, est d'un usage aussi facile que certain ; mais son action sur le mal qu'il est appelé à combattre est lente, et ne devient sensible qu'au bout d'un certain temps et selon l'ancienneté de la maladie.

Pendant le paroxysme d'une goutte régulière, je me borne à une médecine expectante, laissant en partie à la nature le soin de tout calmer; ce n'est que dans le cas où l'attaque serait portée sur quelques viscères, qu'alors, par tous les moyens connus, il faut tâcher de ramener le mal aux extrémités supérieures ou inférieures. Les bains de pieds très chauds et sinapisés; les cataplasmes de vin et de substances aromatiques, conseillés par Celse; le cataplasme encore de M. Pradier, mais dont il faut user avec infiniment de circonspection, sont ordinairement les moyens dont on doit se servir alors, en y joi-

gnant en outre tout ce qui peut favoriser la transpiration et entretenir la li-
berté du ventre.

C'est hors le temps des accès, et une
fois par mois, qu'il faut, comme je vais
l'indiquer, prendre un paquet de la composition suivante préparée avec le plus
grand soin , et dont on coordonne les
doses suivant l'indication.

Voici cependant la manière dont je
formule dans le plus grand nombre de
cas : prenez deux gros et demi de se-
mences de chardon bénit, deux gros
de squine, deux gros de salsepareille,
un gros à un gros et demi de scam-
monée d'Alep, quatre à cinq gros de
crême de tartre, quatre gros de séné
mondé, et enfin un gros de canelle fine.

Le tout réduit en poudre impalpable et bien mêlé ensemble, qu'on divisera par paquets d'un gros.

Chaque mois donc, et en choisissant un temps convenable, on prendra un de ces paquets délayé dans une tasse de thé sans sucre, aussitôt après laquelle on boira une tasse de thé sucré.

Dans l'intervalle des deux heures qui suivront la prise du remède, on boira de quart en quart d'heure un bouillon aux herbes ; une heure après le dernier bouillon aux herbes, c'est à dire trois heures après avoir avalé la poudre, on prendra un bouillon gras.

Ensuite on continuera des bouillons aux herbes jusqu'à environ deux heures après midi, en supposant, par exemple, qu'on ait pris le médicament vers huit heures du matin.

Sur la fin, on boira quelques tasses de thé léger et sucré, puis on dînera médiocrement, si l'on se sent appétit, et tout le jour on gardera la chambre.

Dans le cas où le lendemain on se sentirait un peu échauffé, on pourra prendre quelques lavemens d'une décoction de racine de guimauve sèche ou de graine du lin.

Il est nécessaire de se préparer deux ou trois jours d'avance, en buvant trois ou quatre bouillons aux herbes chaque jour; cette précaution dispose les premières voies, et facilite l'effet du médicament.

J'ai dit qu'il était urgent de prendre

un paquet de ma médecine tous les mois, mais ceci n'est que pour la première année; plus tard, et lorsque les accès s'éloignent, on peut aussi éloigner la prise du remède, et peu à peu l'abandonner absolument quand on est certain de n'en avoir plus besoin.

Rien ici ne peut donner motif à la moindre crainte ; mon procédé n'est ni fatigant ni désagréable; et les personnes qui feront de mon remède un usage exact ne tarderont pas à en sentir les bons effets. Dès lors, encouragés par ces premiers succès, les goutteux eux-mêmes reconnaîtront la possibilité de leur entière guérison.

Il est vrai que tant de remèdes ont été employés et vantés à tort contre ce mal redouté, que presque tous les goutteux sont extrêmement défians, et cela avec raison; ils comptent peu sur les promesses d'une médecine incertaine; je pourrais même dire qu'ils la craignent : mais, au lieu de formuler au hasard, si l'on eût toujours hippocratiquement cherché et attaqué les causes des maladies, la médecine, depuis long-temps, ne serait plus un art conjectural, et la confiance universelle fût nécessairement née de l'évidence des faits.

Je dois le dire cependant, il est des cas dans lesquels j'ai échoué en partie : les vieillards cacochymes, ou ceux chez lesquels de nombreuses et anciennes nodosités avaient pour ainsi dire anky-

losé la plupart des phalanges, sont des
sujets qui m'ont opposé quelquefois une
résistance invincible. Chez ces malades
pourtant j'ai encore pu, en éloignant
les accès, diminuer considérablement
les souffrances : est-ce donc avoir man-
qué totalement son but?

Il faut avouer aussi que rarement
les goutteux sont armés d'une patience
à l'épreuve ; et bien souvent, en s'écar-
tant de la ligne tracée, ils détruisent
en un instant l'ouvrage de plusieurs
jours. La goutte et les rhumatismes,
ainsi que la plupart des autres maladies chroniques, semblent donner aux
personnes qui en sont attaquées un
caractère de susceptibilité et d'incerti-
tude, d'inconstance même, qui, en

leur faisant employer mille moyens différens, les éloignent précisément du but qu'elles désirent atteindre, le soulagement de leurs maux.

Un mal qui vient de loin, dit Sydenham, *ne peut être réparé que par une pratique longue et patiente.* Ce précepte, qu'en terminant j'invite les goutteux à se répéter sans cesse à eux-mêmes, leur apprendra du moins que la patience est une condition, et même la condition essentielle de leur guérison.

FIN.

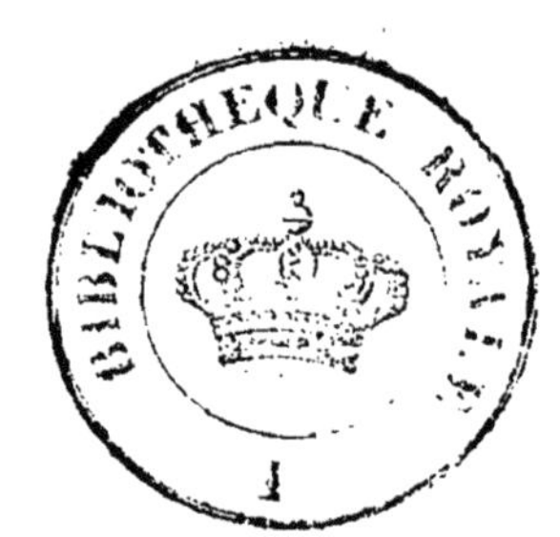

www.ingramcontent.com/pod-product-compliance
Ingram Content Group UK Ltd.
Pitfield, Milton Keynes, MK11 3LW, UK
UKHW021014120726
13693UKWH00005B/1964